CONTRIBUTION A L'ÉTUDE

DES

KYSTES HYDATIQUES PRIMITIFS

DE LA PLÈVRE

PAR

Le Dr Achille OLLIER DE VERGÈZE

LYON
IMPRIMERIE LÉON DELAROCHE ET Cie
10, place de la Charité, 10

1892

CONTRIBUTION A L'ÉTUDE

DES

KYSTES HYDATIQUES PRIMITIFS

DE LA PLÈVRE

IMPRIMERIE L. DELAROCHE ET Cie
10, place de la Charité, Lyon.

CONTRIBUTION A L'ÉTUDE

DES

KYSTES HYDATIQUES PRIMITIFS

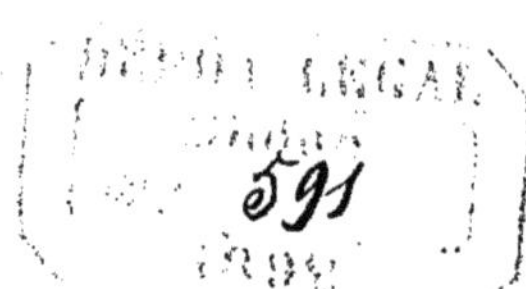

DE LA PLÈVRE

PAR

Le Dr Achille OLLIER DE VERGÈZE

LYON
IMPRIMERIE LÉON DELAROCHE ET Cie
10, place de la Charité, 10

1892

INTRODUCTION

A propos d'un cas de kyste hydatique de la plèvre que nous avons eu la bonne fortune d'observer dans le service de M. le professeur Teissier, notre éminent maître nous a donné l'idée de rechercher, à cause de leur rareté, les cas de kystes hydatiques de la plèvre, primitifs surtout, qui avaient été publiés depuis quelques années. Le petit nombre d'observations que nous avions pu recueillir, nous a obligé d'étendre nos recherches plus avant que nous ne l'avions voulu ; nous avons taché de compulser toutes les observations de ces kystes qui avaient été publiées en France principalement, et à l'étranger. Malgré cela nos recherches ne remontent pas à des temps bien éloignés

Les hydatides, il est vrai, avaient été déjà observées par les anciens, surtout sur les animaux; mais ignorant l'existence réelle de l'échinocoque ils ne savaient à quoi attribuer cette production aqueuse, Hippocrate, Gallien, Arétée les avaient rencontrées. Plusieurs observateurs au XVIe et au XVIIe siècle, rapportent des faits sous lesquels les hydatides sont parfaitement désignées. Plus tard Rivière et Wolckerus rapportent des observations de tumeurs hydatides ouvertes pendant la vie des malades. Bonet rapporte d'autres faits observés à la même époque; ils se multiplient ensuite beaucoup.

Aucun de ces médecins ne les distinguait des kystes séreux; de même que ceux-ci, ils étaient regardés comme des dilatations variqueuses des vaisseaux lymphatiques ou sanguins, comme des altérations toutes spéciales du tissu cellulaire ou du tissu adipeux, ou encore comme des hydropisies enkystées ou de la gélatine disposée en membranes comme une pituite épaisse et albumineuse.

Les premières notions dit Davaine, dans son *Traité des Entozoaires*, et auquel nous empruntons ces quelques lignes touchant l'animalité des entozoaires cystiques, furent acquises vers la fin du XVIIe siècle; toutefois elles restèrent ignorées de la généralité des médecins jusqu'à la fin du XVIIIe siècle. C'est vers cette époque que l'on reconnut seulement d'une manière positive la nature des entozoaires, qu'on distingua leurs genres et leurs espèces et qu'on put les séparer définitivement des produits pathologiques plus ou moins analogues quant à la forme et à l'apparence.

Pallas fut le premier qui soupçonna que ces vésicules jouissent d'une vie propre et indépendante (1766-1767). Mais les échinocoques ne furent point reconnus chez l'homme d'une manière certaine avant 1821. Jusque-là, Werner (1782), Goëze (1787), Eckard (1797), Zeder (1800), Rudolphi eurent des échinocoques sous les yeux, mais leurs observations furent inexactes et incomplètes. C'est Bremser qui le premier décrivit les échinocoques de l'homme le 21 février 1821. A partir de cette époque, les kystes observés et recherchés avec plus de soins et n'étant plus confondus avec d'autres productions pathologiques furent l'objet de quelques observations. Le foie, le poumon en fournissent une assez large part, mais de ceux de la plèvre il n'en est pas de rapportés, et aussi haut que nous puissions remonter par nos recherches, nous n'allons pas au delà de 1850. Rien d'étonnant à ce fait, puisqu'il n'y a guère alors à cette époque-là que vingt-cinq ans que les hydatides sont nettement reconnues et que celles de la plèvre sont d'une très grande rareté. Cette absence en est déjà une excellente preuve.

Nous ne pensons pas avoir omis d'autres cas qui aient été relatés avant 1850, car Davaine, dans son traité et dans son article sur les kystes hydatiques des cavités séreuses qui, d'après M. Henri Royer, présente la totalité des cas alors connus dans la science, ne cite aucune observation de kyste de la plèvre qui remonte au delà de cette limite. Quelques rares observations se succèdent ensuite. Caron en 1852 en cite un cas; Gaillard un autre, 1863; Hearn, dans sa thèse inaugurale, en a rassemblé une huitaine de cas, et ce n'est guère que depuis quelques années que le nombre des observations s'est accru et celui des kystes primitifs est considérablement restreint.

En somme, les diverses observations françaises qui ont été publiées sur les kystes hydatiques primitifs de la plèvre sont rares. A l'Etranger, le *Lancet London* nous en fournit un exemple et encore est-il douteux. Les Allemands paraissent être plus riches, si nous en croyons l'article de Heydenreich dans la *Semaine médicale*, Neisser (*Die Echinokokenkranheit*, Berlin, 1877) aurait, dit-il, compté dix-sept échinocoques primitifs de la plèvre, et Carl Mayde cite, d'une part, trois cas, d'une autre, cinq cas d'échinocoques primitifs.

Notre but dans ce travail était de ne relater que des observations de kystes primitifs de la plèvre, si nous y avons ajouté quelques observations d'hydatides secondaires, c'est que la rareté des premiers nous a paru nous y autoriser. Et le traitement, le diagnostic ne sont-ils pas du reste les mêmes dans les deux cas, ce qui est le but principal de notre thèse. Nous nous efforçons donc dans cette modeste étude de rassembler et mettre au jour toutes les observations de kystes primitifs de la plèvre que nous avons pu recueillir; nous nous proposons de rechercher les causes de la rareté de cette localisation des hydatides, par quels symptômes propres, s'il en est, l'on peut arriver à les diagnostiquer des différents épanchements pleuraux ou tumeurs des organes voisins. Enfin, après avoir constaté leur gravité, nous examinerons les différents traitements mis jusqu'à ce jour en pratique, et enfin nous exposerons le traitement qui nous paraît plus efficace et moins dangereux pour le malade.

Nous relaterons dans notre premier paragraphe les observations que nous avons rassemblées, puisqu'elles sont la charpente en quelque sorte de notre thèse.

Notre second paragraphe sera consacré à établir la rareté de ces kystes et les causes qui la régissent.

Notre troisième paragraphe traitera du diagnostic, et nous terminerons par le traitement qui fera l'objet de notre dernier paragraphe.

Avant de commencer notre modeste travail, que notre éminent maître, M. le professeur Teissier, veuille bien agréer nos remercîments les plus sincères pour la sollicitude qu'il nous a témoignée dans le courant de nos études; c'est à lui qu'appartient l'idée première de ce travail : nous serions très heureux si nous avions pu rendre ici sa pensée; qu'il nous soit permis de lui exprimer notre affectueuse reconnaissance pour l'honneur qu'il nous a fait de bien vouloir présider notre thèse.

Nous sommes heureux de pouvoir ici remercier M. le professeur agrégé Chandelux des soins qu'il a bien voulu nous prodiguer; qu'il reçoive le témoignage de notre profonde reconnaissance.

OBSERVATIONS

OBSERVATION I (Société médicale des Hôpitaux).

Kystes hydatiques primitifs de la plèvre droite, par le docteur T. Gallard. — Mort par cachexie sans intervention chirurgicale (28 janvier 1863).

Jean Buot, 40 ans, commissionnaire, fut reçu il y a quinze ans à l'hôpital Sainte-Marguerite, dans le service de Valleix ; il éprouvait, dit-il, une douleur dans le côté droit de la poitrine et fut traité pour une pleurésie ; il resta environ deux mois à l'hôpital et se trouva suffisamment bien rétabli pour demander sa sortie. Il reprit son travail pendant environ trois à quatre mois ; mais voyant ses forces diminuer chaque jour, il entra à la Charité dans le service de M. Andral. On diagnostiqua une pleurésie, et on proposa une thoracentèse qu'il refusa obstinément ; on pratiqua alors quelques émissions sanguines. Le malade sortit de la

Charité et reprit encore une fois son travail. Après un temps plus ou moins long, dont il ne peut préciser la durée, il entra à l'hôpital Bon-Secours. Enfin, ayant demandé sa sortie, il fut admis à l'hospice des incurables en 1858, et, au mois de juillet 1862, il entrait à l'infirmerie, où il présenta l'état suivant, qui ne subit que d'insignifiantes variations jusqu'au 1er janvier 1863.

Etat cachectique prononcé : coloration jaunâtre des téguments rappelant tout à fait celle que détermine la cachexie cancéreuse, décoloration marquée des muqueuses. Grande faiblesse ; le malade ne quitte pas le lit. Peu d'appétit. Langue humide et non saburrale. Peau bonne. Pas de fièvre. Toux fréquente revenant par quintes, et suivie d'une expectoration muco-purulente. Légère dyspnée. Jamais d'hémoptysie. La poitrine présente une légère dilatation du côté droit. A la percussion, matité absolue dans toute la hauteur de la poitrine en arrière, à droite, même dans la fosse sus-épineuse. En avant, matité jusqu'à deux travers de doigt au-dessous de la clavicule. En bas, le foie déborde les fausses côtes de quatre à cinq travers de doigt, sans saillie à sa surface. Le côté gauche est normal.

A l'auscultation à droite : dans les points mats, le murmure respiratoire ne s'entend pas, excepté dans la fosse sus-épineuse, où l'on perçoit un léger souffle nullement semblable à celui d'une pleurésie. Dans les points sonores, respiration soufflante ; voix retentissante sans égophonie.

Rien à gauche, ni au cœur. Le malade s'affaiblit de plus en plus, la respiration est de plus en plus embarrassée. Le 16 janvier, on constate l'état suivant : Pas de changements dans le côté droit de la poitrine ; mais battements cardiaques, bruit de souffle au premier temps se prolongeant dans les vaisseaux. Il n'existait pas antérieurement, et présente un timbre plus rude que celui dû à l'anémie. Pouls à 72-76, petit, irrégulier, dépressible. Peau bonne. Inappétence. Pas de fièvre. Dyspnée très intense. Langue humide. La toux a presque tout à fait cessé. 19 janvier : il est survenu de l'aphonie. Somnolence persistante. Matité à l'épigastre s'étendant jusqu'à la région précordiale. Le foie ne déborde plus les fausses côtes que de deux travers de doigt environ. Pouls moins irrégulier, un peu plus lent, faiblesse croissante.

Plus de changement notable jusqu'au 25 janvier, jour de la mort du malade qui s'éteint sans agonie.

Autopsie. — A l'ouverture, on trouve à droite une surfac grisâtre, dépressible, et formée par la plèvre très épaissie; on énucléé assez facilement cette poche, et on constate qu'elle est formée par toute la plèvre droite, laquelle contenait environ un litre de pus.

Quand on a incisé la poche, on trouve à sa face interne une multitude de petites tumeurs, de volume variable, quelques unes grosses comme une aveline, et ayant toute l'apparence du tissu colloïde. Entre chaque tumeur existe une substance mollasse gris sombre due à des fragments de fausses membranes, etc. En incisant les plus grosses des tumeurs, on les trouve formées de deux parties : l'une périphérique, mollasse, jaunâtre, l'autre centrale, rouge et d'apparence sanguine; aucun liquide ne suinte à la coupe.

La pièce fut soumise à l'examen de M. Robin, et voici l'opinion qu'il émit : Les tumeurs qui tapissent la plèvre ont été probablement des tumeurs hydatiques ayant contenu des échinocoques qui se sont détruits. On trouve des cristaux de cholestérine dans les parois, en assez grande quantité, avec des globules en quantité.

OBSERVATION II (XL. Thèse de Hearn, Vidal).

Kyste hydatique primitif de la plèvre gauche. — Accidents cholériformes ayant occasionné la mort.

J'ai vu, dit-il, avec M. Charnal, un fait analogue (il parle de l'observation de Genouville) dans lequel le kyste hydatique à peine fixé par quelques adhérences aux deux feuillets de la plèvre entre lesquels il était logé, a été pour ainsi dire pris sur le fait de son mode d'évolution.

Cette hydatide avait le volume du poing, était unique, ne renfermait pas d'acéphalocystes libres, remplie par un liquide hyalin, la face interne de la poche était semée de nombreuses granulations. Elle était placée en dehors et en arrière de la base du poumon gauche dans la cavité pleurale, où elle était entourée par des fausses membranes jaunâtres molles, de formation récente et baignée par un peu de sérosité trouble, dans laquelle nageaient des flocons albumineux. Aucun kyste adventif fibreux n'entourait l'hydatide, le poumon était à peine refoulé et ne présentait qu'un peu de congestion. Ce malade est mort de choléra contracté dans la salle, où il était entré pour une pleurésie gauche. Ce malade souffrait depuis deux mois, époque à laquelle il avait eu une fluxion de poitrine ; depuis lors, il ne s'était jamais complètement rétabli et était devenu sujet à tousser et à éprouver de l'oppression.

Au moment de son entrée, on diagnostiquait une pleurésie gauche, probablement chronique, caractérisée par de l'égophonie, du souffle pleurétique sous l'aisselle, avec matité absolue à la base et résonnance skodique au sommet du poumon. La respiration était rude et s'accompagnait d'expiration prolongée au sommet du poumon gauche. Un séton fut placé à travers les téguments de la poitrine, au niveau de l'espace intercostal.

Le 10, la respiration était plus libre, l'égophonie avait disparu, on entendait le bruit de frottement pleurétique et la matité presque absolue en arrière était beaucoup moins prononcée sous l'aisselle. Le 13, le malade semblait en convalescence franche, lorsqu'à minuit, il fut pris des symptômes cholériques.

OBSERVATION III (XXXIX. Genouville).

Kyste hydatique primitif de la plèvre droite.

Confland (Jean), 71 ans, entré le 21 février 1857 à l'hôpital Saint-Antoine pour une affection du cœur, caractérisée par un bruit de souffle dont le maximum était à la base au premier temps, et par une matité assez étendue à la région précordiale. Cet homme avait les jambes enflées et se plaignait de gêne de la respiration. Vers le 10 mars il accusa une douleur assez vive dans le côté droit de la poitrine.

On put constater alors par la percussion, une matité occupant toute la partie postérieure du côté du thorax et par l'auscultation du souffle bronchique dans les fosses sus et sous-épineuses, absence de respiration dans le reste de ce côté. Le malade mourut le 17 mars.

Autopsie. — En ouvrant la poitrine, on s'aperçoit que le côté droit du thorax est divisé en deux parties, verticalement. L'une, la plus interne, est constituée par le poumon ; l'autre, externe, par une poche volumineuse qui lui est accolée dans tout son bord libre et dont il est impossible de la séparer. Cette poche adhère aux parois thoraciques, mais d'une manière lâche, et qui permet de l'en séparer. Après avoir enlevé tout le contenu du thorax on remarque que le poumon droit et la poche conservent tout à fait la forme de la cavité thoracique, refoulée vers les médiastins, mais d'une manière égale et régulière. Le poumon occupe le 1/3 interne de la cavité thoracique droite, sans empiéter sur les médiastins et sans refouler le cœur ; son bord libre est comme aplati, et il reste au côté interne de la poche une tranche de poumon. La poche occupe les 2/3 externes de la cavité thoracique droite. Elle est de couleur blanc jaunâtre, on y remarque l'empreinte des côtes lisse et fluctuante. Elle contient deux litres et demi d'un liquide jaunâtre, couleur mastic gris, onctueux au toucher, d'une consistance crémeuse dans les couches inférieures. L'intérieur de la poche est tapissé par une très grande quantité de plaques crétacées. Les parois de la poche ont à peu près la même épaisseur, sauf près du poumon, où elle est moins épaisse. Le poumon est adhérent à la poche, mais avec une dissection attentive on peut l'en isoler. Ces parties détachées sont recouvertes d'une membrane qui semble être la plèvre pulmonaire. Le poumon n'est point carnifié, il se laisse facilement insuffler. La plèvre pariétale arrivée au niveau de la réunion du kyste et du poumon, devient tellement adhérente, qu'il est impossible de savoir ce qu'elle devient.

OBSERVATION IV (*Lyon Médical*, 1889) (62).

Par MM. Leclerc et Tillier. (Résumé.)

Kyste hydatique primitif de la plèvre pyopneumothorax secondaire, traité par des injections de liquides antiseptiques dans la cavité pleurale; accidents nerveux consécutifs au traitement. Opération d'empyème. Collapsus. Mort.

Pierre V..., corroyeur, 29 ans, entré le 2 août 1888, salle Sainte-Elisabeth, n° 40, dans le service de M. le professeur Lépine, que l'un de nous avait l'honneur de suppléer. Sa mère a souffert autrefois de manifestations strumeuses. Quand à lui, il a été traité de 7 à 10 ans pour des accidents du même genre à l'Antiquaille; il porte au côté gauche de la face, dans les régions maxillaires, et sur différents points des membres de nombreuses cicatrices irrégulières dues à des abcès ganglionnaires ou osseux. A 25 ans, il eut une cataracte de l'œil droit qu'il fit opérer par des empiriques. A la suite cet œil subit la fonte purulente. A peu près à la même époque la vue se mit à diminuer progressivement dans l'œil gauche, en sorte qu'aujourd'hui l'amaurose est presque complète et que le malade distingue tout au plus le jour de la nuit. Enfin il existe une griffe congénitale des deux derniers doigts de la main droite.

Il aurait eu encore un rhumatisme subaigu de l'épaule droite à l'âge de 20 ans, et cinq ans plus tard des palpitations pour lesquelles un médecin lui prescrivit de la digitale. Il est d'une intelligence peu développée.

Au mois de janvier de cette année, il ressentit des points douloureux au niveau du sein gauche d'abord, puis à la partie postérieure du thorax; bientôt se déclara une dyspnée intense et le malade dut s'aliter il y a trois semaines. Il semble d'après ce que lui avait dit son médecin qu'il avait à cette époque une pleurésie gauche. Il n'a jamais eu d'œdèmes, jamais d'hémoptysies. Actuellement il se plaint d'une douleur constrictive qui se manifeste au niveau du cœur au moindre mouvement, d'un point de côté en arrière à gauche et d'un peu de dyspnée.

On ne remarque pas de voussure thoracique à gauche; ce côté est plutôt un peu plat. Le périmètre des deux côtés est le même. Tout le côté gauche est le siège d'une matité de bois, qui remonte en arrière jusqu'à l'épine de l'omoplate. La matité ne se déplace pas dans l'aisselle, mais il faut noter qu'elle occupe toute la région. Skodisme considérable sous la clavicule. Les vibrations ne sont pas totalement abolies à gauche; mais elles sont très diminuées; elles existent même dans la ligne axillaire.

La respiration ne s'entend que tout à fait au sommet, plus bas, silence complet à l'inspiration et souffle expiratoire léger. On perçoit de la pectoriloquie aphone dans toutes les limites de la matité.

Quant à l'égophonie elle n'est pas très intense, mais il existe un point sur le bord axillaire de l'omoplate où la voix a nettement le timbre de mirliton.

Le cœur est très déplacé; sa pointe bat presque sous le mamelon droit. Le maximum des bruits est à droite du sternum. Pas de souffle; seulement le claquement ortique ne parait pas très net.

Pouls régulier assez fort, rapide 120.

Respiration assez fréquente : 36. Cependant le malade n'accuse pas beaucoup de dyspnée.

Urine très albumineuse, qui se prend pour ainsi dire en masse, soit par l'action de l'acide nitrique, soit par celle de la chaleur. Température rectale soit : 38,7.

3 août. — A la visite du matin, on pratique une ponction aspiratrice, qui donne issue à 1,200 gr. de liquide. La première colonne du liquide, que l'on voit à travers l'index placé dans le tube aspirateur, est claire et transparente ; sa couleur est blanche plutôt que citrine. Presque immédiatement le liquide prend une couleur rutilante, et tant que dure l'écoulement il garde cette teinte, mais plus ou moins foncée. La ponction a été faite presque sur le bord antérieur de l'aisselle : on suppose que le poumon a pu être blessé par le trocart. On ne retire pas tout le liquide, malgré cela le malade a une légère quinte de toux et des crachats sanguinolents. Léger frisson un peu après la ponction.

Le matin 38,2. Soir 40,6.

4 août. — Le liquide retiré hier a laissé un caillot qui s'est rétracté dans des proportions énormes : au fond du vase est une couche très coloriée où sont précipités les globules sanguins ; au dessus est une teinte légèrement teintée en rouge, au milieu de laquelle flotte un caillot très rétracté, tout à fait semblable aux caillots fibrineux. On perçoit nettement l'égophonie à la base gauche ; les vibrations persistent également en arrière et à gauche. La pointe du cœur bat toujours à droite.

Le matin 39,3. Soir 40,1.

5 août. — Le malade se trouve mieux. Il a des crachats adhérents couleur sucre d'orge. La température est toujours élevée, avec quelques oscillations. Jusqu'au 8 elle se maintient, le soir, au dessus de 40°.

Le 8 la sonorité est revenue dans tout le côté gauche, sauf une zone très limitée à la base, les vibrations sont toujours diminuées. Ce retour de la sonorité est dû à un hydropneumothorax que l'on constate pour la première fois. On entend un souffle amphorique très net avec une respiration très obscure dans toutes les parties où on entend le souffle, et on observe de la succession hippocratique.

A partir de ce jour la température baisse et le 10 août on cesse de prendre la température.

Le 23 août le malade a une vomique de plus d'un litre ; le liquide légèrement louche, présente quelques globules de pus. A partir de ce jour la fièvre oscille et montre le type inverse plusieurs fois.

Le 30 août expectoration purulente. sans vomique, ponction exploratrice sans résultat.

Le 3 septembre l'urine contient beaucoup d'albumine.

Le 8 la fièvre persiste, on entend de nouveau la succusion. On fait une nouvelle ponction dans le nouvel espace, pas de liquide. On injecte dans la plèvre 4 cent. cubes de liqueur de Van Swieten.

Le 13 septembre, nouvelle ponction, on retire environ 450 grammes de liquide très purulent mais non fétide. Pendant cette ponction le malade est pris d'un état syncopal sérieux.

Le pouls se relève, grâce à quelques injections d'éther.

Le 14. Etat général le même, mais à la suite de la ponction, il s'est produit une monoplégie incomplète du membre supérieur droit.

L'état général s'aggrave, le malade est transporté dans un service de chirurgie où M. Gangolphe pratique l'empyème. Il retire à peine quelques gouttes de pus. Trois jours après, mort dans le collapsus.

Autopsie. — Poumon droit 900 gr. poumon gauche 770. Foie normal.

En décollant le feuillet pariétal, on le crève, par l'ouverture sortent de grosses vessies ayant appartenu à des hydatides. La cavité qui les renferme paraît occuper lieu et la place de la cavité pleurale. Les parois de la cavité ont du côté externe une épaisseur de 1 millimètre environ. Le paroi interne fait corps avec le poumon.

La partie du poumon gauche correspondant au kyste est carnifiée sur une épaisseur de plusieurs centimètres.

Il n'y a absolument aucune trace de vésicules hydatiques ailleurs que dans la plèvre gauche.

Pas de lésion dans le cerveau qui explique la monoplégie. L'incision de l'empyème avait porté dans le tissu pulmonaire, en avant du bord antérieur du kyste.

OBSERVATION V

(Hôtel-Dieu, Salle Montazet, Lyon. Service de M. le Professeur TEISSIER).

Observation due à l'obligeance de notre ami, M. Porte, interne des hopitaux. Kyste hydatique primitif de la plèvre droite. Suppuration de la poche. Opération pulmonaire droite. Consomption. Mort.

Chapelin Jeanne, 55 ans, ménagère, entré le 2 Mars 1802 a l'Hôtel-Dieu. Père et mère morts d'affections inconnues. Deux frères en bonne santé. Un frère mort de pneumonie. Pas d'enfants. Pas de fausses couches. Jamais aucune trace de scrofule, pas de glandes au cou dans l'enfance, pas d'ophtalmie. De 12 à 45 ans, la malade qui travaillait à la soie n'a jamais été obligée d'interrompre son travail. Elle ne se souvient pas d'avoir été obligée de s'aliter.

Réglée de 11 ans à 54 ans régulièrement. Quelques pertes blanches.

La malade n'était pas sujette à tousser; elle ne s'enrhumait pas facilement en hiver. Cette année voilà 4 mois qu'elle a commencé à tousser et à se sentir plus faible; mais il n'y a qu'un mois qu'elle est plus malade. Elle semble avoir eu vers le 1er fé-

Planche de l'Observation V.

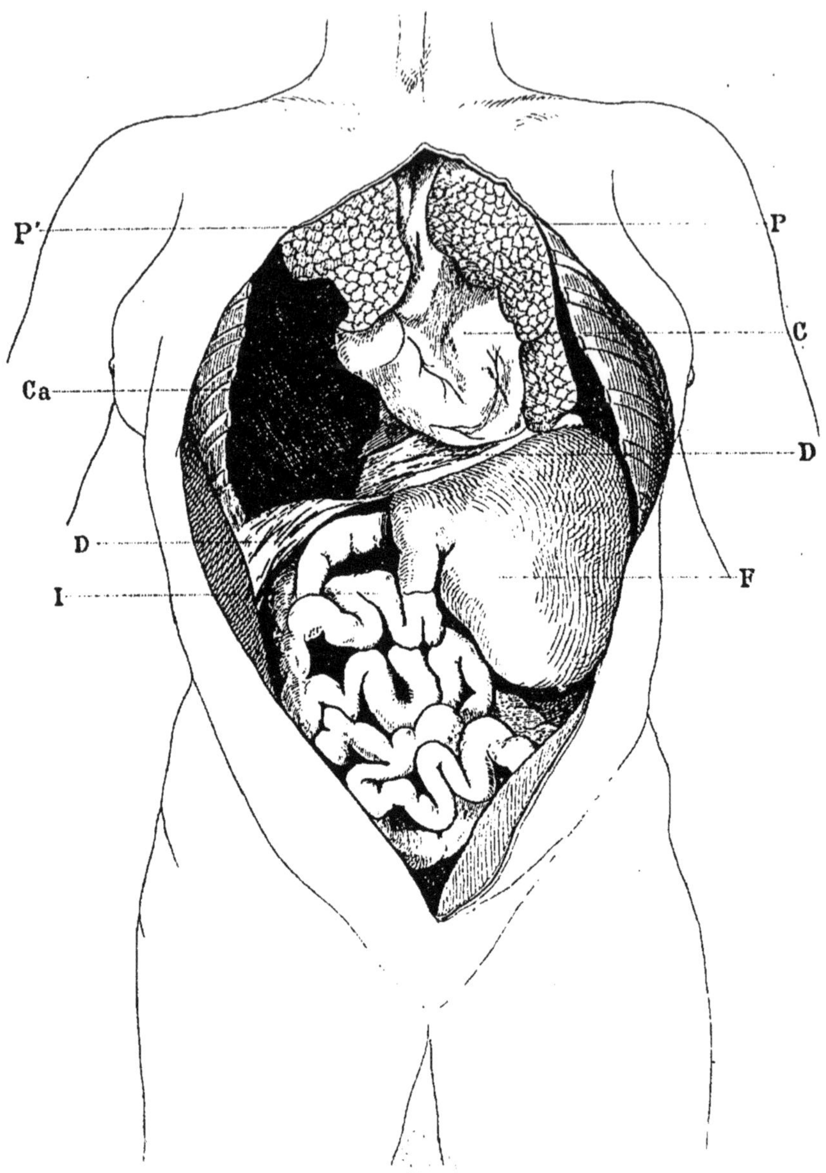

C, Cœur. P, Poumon gauche. Ca, Cavité pleurale occupée par le kyste. D, Diaphragme. I, Intestin. P', Poumon droit refoulé par le kyste. F, Foie.

vrier des symptômes de grippe, petits frissons répétés, céphalalgie, catarrhe oculaire, sensation de brisement général.

En même temps, point de côté assez violent en arrière à la base du poumon droit. La malade avait de la toux et de l'oppression. Elle crachait assez abondamment.

Depuis cette époque le point de côté a persisté ainsi que la toux; l'expectoration est beaucoup moins abondante; l'oppression moins forte, la malade a remarqué depuis un mois qu'elle avait un peu d'œdème des membres inférieurs disparaissant en partie lorsqu'elle restait couchée. Elle n'est pas restée alitée complètement, mais elle était obligée de se mettre au lit plusieurs heures pendant la journée. Elle dit avoir beaucoup maigri; elle n'a pas le faciès terreux et a encore la figure un peu colorée; l'œdème des membres inférieurs a en partie disparu par le repos; mais on détermine par la pression du doigt encore un léger godet à la région malléolaire gauche. Expectoration muqueuse peu abondante. Léger œdème au niveau de la région lombaire; pas d'œdème de la paroi thoracique.

A l'inspection on trouve une voussure assez prononcée à la base droite qui semble surtout augmentée dans le sens antéro-postérieur.

Cette différence est appréciable aux mains entourant sucessivement chaque base. A la mensuration il y a une augmentation de 1,015 à droite, c'est-à-dire de 0,41.

A l'inspection, on note que les mouvements des côtes sont à peu près nuls à droite surtout dans la région axillaire, tandis qu'ils sont très visibles à gauche.

A la palpation, les vibrations thoraciques sont très nettement diminuées à droite, surtout dans la moitié inférieure, mais nulle part elles ne sont abolies.

On n'a pas la sensation de flot.

A la percussion, matité absolue dans toute la hauteur du poumon droit depuis la base jusqu'à l'extrême sommet et dans toute la hauteur de la ligne axillaire.

Aussi est-il impossible d'examiner le déplacement de la matité par les changements de position.

Dans le sens transversal, en avant, la matité arrive jusqu'à 0,01 à gauche du sternum.

A l'auscultation, dans toute la moitié inférieure, abolition complète du murmure respiratoire; dans la fosse sus-épineuse et sous la clavicule souffle inspiratoire et expiratoire doux et lointain, pas de râles.

On a peu d'égophonie et de pectoriloquie aphone, mais ces signes sont beaucoup moins nets qu'ordinairement. Sous la clavicule les vibrations en partie conservées sont cependant diminuées. La matité est absolue; quant à la respiration, elle est remplacée par le souffle aux deux temps signalé plus haut.

Le sternum n'est pas nettement dévié à gauche (par le signe du cordeau). Le cœur est notablement dévié à gauche et en bas, la pointe bat dans le sixième espace, presque dans la ligne axillaire. Les bruits sont sourds, sans souffle. Pas de frottements péricardiques. Pouls régulier, 80.

L'état général est relativement assez bon, pas de dyspnée et pas de cyanose. La langue est rouge, violacée, en partie dépouillée de son épithélium et sèche. Appétit à peu près nul, pas de vomissements. Constipation habituelle.

Urines, un peu d'albumine.

6 Mars.— Ponction exploratrice dans le septième espace en arrière. On obtient un peu de liquide purulent. L'examen microscopique y montre des globules de pus et de larges cristaux de cholestérine.

Le 8 mars. Opération de l'empyème faite par M. Porte. Anesthésie locale avec deux injections de chlorhydrate de cocaïne à 1/40, et avec des vaporisations d'éther. Issue de 5 litres environ d'un pus inodore, liquide, jaunâtre, sans grumeaux.

Sous l'influence d'un accès de toux, une énorme poche d'un tissu gélatineux et transparent est expulsée. Elle a tout l'aspect d'une poche de kyste hydatique. Examinée au microscope, elle apparaît formée de couches stratifiées parallèles. La couche la plus interne, détachée et étalée par petits lambeaux, sur une lame de verre, laisse voir au microscope des crochets.

La malade a quelques accès de toux et de légères hémoptysies.

Elle est très faible, néanmoins l'état général est assez bon. Le 9 et le 10 il semble même y avoir une légère amélioration. Le pansement est renouvelé. La plaie n'offre aucune trace de suppuration et les pièces du pansement sont à peine souillées par un peu de liquide qui s'est échappé de la cavité pleurale.

A partir de cette époque, la température augmente progressivement mais modérément. La malade s'affaiblit de plus en plus, répond difficilement aux quelques questions qui lui sont faites, elle reste dans le décubitus dorsal, le faciès est pâle, les joues très amaigries, la langue sèche ; elle succombe le 16 mars. La température était de 39°4. Depuis quelques jours elle avait des signes évidents d'une congestion pulmonaire assez intense, dans le poumon droit, c'est-à-dire du côté où siégeait le kyste hydatique.

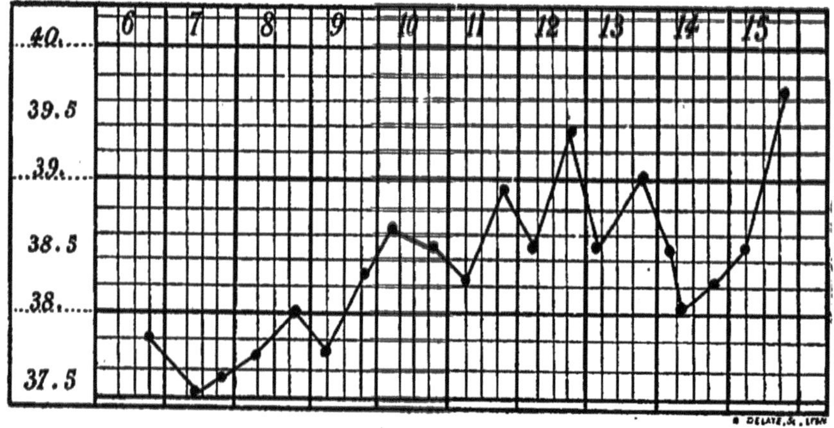

Autopsie. — A l'ouverture du thorax on voit du côté droit le poumon refoulé en haut et réduit au volume d'une grosse orange ; au-dessous une vaste cavité en forme de pyramide quadrangulaire dont le sommet arrive sur le poumon jusqu'au sommet de la cavité pleurale et dont la base est formée par le diaphragme. Cette cavité est tapissée par la plèvre, épaissie jusqu'à mesurer un demi-centimètre, d'apparence villeuse, gris verdâtre, avec odeur rappelant celle de la gangrène. La cavité ne renferme plus de pus et plus de vésicules.

A la base l'on recherche s'il y a communication entre cette cavité et le foie. On tombe sur une ouverture de la largeur d'une pièce de cinq francs, découpée comme à l'emporte-pièce et ressemblant à un véritable ulcère.

Cette ouverture donne accès à un cul-de-sac de la grosseur d'une noix qui n'est pas en communication avec le foie. Nulle part avec un stylet l'on ne peut trouver d'ouverture inférieurement. Cet infundibulum a une forme d'entonnoir à large extrémité, intra-pleurale; il semble dû à la pression du liquide, cherchant à se faire jour vers le foie et le péritoine.

Quant au diaphragme, ses fibres sont en partie détruites à ce niveau, mais on en trouve encore manifestement entre le foie et le cul-de-sac pleural signalé plus haut.

Les poumons, surtout le droit, présentent des lésions de broncho-pneumonie.

Foie. — Le foie est déplacé, le lobe gauche occupe l'hypocondre gauche et descend jusqu'au niveau de l'ombilic, de sorte qu'au premier abord on croit à une véritable inversion des viscères. Quant au lobe droit, il est réduit au volume d'une mandarine, sans trace d'inflammation ni de cavité kystique dans l'intérieur.

On semble être autorisé à considérer cette malformation comme congénitale.

Il y a de la périhépatite en rapport avec les lésions de la plèvre droite.

Pas de péricardite. Rien au cœur.

Reins normaux. Pas trace de kystes hydatiques dans les autres organes.

Des résultats de l'autopsie, il semble que le kyste était purement primitif, qu'il appartenait nettement à la cavité pleurale et n'avait aucune connexion avec le poumon ou le foie. Ce dernier point avait été déjà établi lors de l'empyème, le doigt introduit par la plaie faisait sentir une surface lisse, contractile, qui était le diaphragme ; au-dessous l'on sentait la résistance qu'offrait le foie.

Nous devons avouer que le diagnostic n'avait pas été porté d'une façon ferme avant l'empyème. Plusieurs hypothèses avaient été discutées ; celle de pleurésie purulente entre autres avait été émise. Mais notre maître tenant compte des cristaux de cholestérine décelés dans l'examen du pus au microscope, affirme l'ancienneté de l'épanchement.

L'absence de température jointe au signe précédent lui fait supposer une poche kystique d'hydatide ou un kyste purulent. Mais il songeait plutôt à un kyste de la face convexe du foie, ceux-ci étant de beaucoup plus communs.

OBSERVATION VI (*Lancet*, London 1884. West serby Union hospital Liverpool).

Kyste hydatique de la plèvre droite. Evacuation. Empyème. Guérison publiée par M. Groom.

Résumé. — Une jeune fille frêle, âgée de 15 ans, fut admise le 1er août 1882. Bonne santé jusqu'en mars 1880. Quand elle supposa avoir pris froid, accusant une douleur au côté gauche, dyspnée, légers frissons le soir et amaigrissement Les symptômes augmentent d'intensité jusqu'à son admission, quoique la jeune fille ait été soumise à un traitement médical depuis le début de sa maladie. On observe les particularités suivantes : pas de toux, ni hémoptysie, ni troubles digestifs, ni ictère, ni jamais de symptômes du côté du foie. Quinze jours avant son admission on ponctionne le côté droit, on retira trois pintes de liquide, ce qui fit diagnostiquer un empyème pour le traitement ultérieur duquel la malade fut envoyée à l'hôpital. Un léger soulagement suivit l'évacuation du liquide, la douleur est sentie maintenant pour la première fois à gauche.

A son entrée, la malade était amaigrie, pâle, au teint blafard, les conjonctives claires et blanches, décubitus dorsal impossible; elle restait assise dans son lit, la tête appuyée dans les mains. Elle accusait une douleur vive à droite, surtout en arrière du thorax. Pouls, 84. Respiration, 32. Température normale jusqu'à la paracentèse. A l'examen, la poitrine, à droite sur toute l'étendue, était couverte d'une rougeur luisante, dilatation des veines superficielles, vive chaleur et vive douleur à la pression. Il y a tous les signes de liquide distendant la cavité pleurale droite, avec saillie des intercostaux très nette de la clavicule au diaphragme. Le côté droit de la poitrine, sous le sein, mesurait quatorze pouces et demie ; le côté gauche, treize pouces et demi. Le poumon gauche, sauf exagération du murmure vésiculaire, est normal. L'auscultation du cœur montre qu'il est déjeté à gauche. La pointe bat un demi-pouce au-dessous et un demi-pouce en dehors du mamelon gauche. Le foie s'étend jusqu'à un demi-pouce au-dessous du rebord des côtes, mais il est normal ainsi que les autres organes de l'abdomen.

Le 4 août ouverture de la cavité pleurale, avec toutes les précautions antiseptiques, par une incision unique d'un pouce et demie dans le sixième espace intercostal, et un pouce en avant du bord axillaire de l'omoplate. Cette incision laisse échapper quarante onces d'un liquide inodore, de couleur ambrée, peu trouble, contenant de nombreux flocons rougeâtres mêlés à de nombreux kystes sphériques presque incolores, variant de la grosseur d'un pois à celui d'une bille, et ressemblant beaucoup à des raisins. A l'intérieur de ces kystes on en voit d'autres plus petits. Le doigt est introduit à travers l'ouverture de la poitrine, où l'on trouve de nombreux kystes flottants et la partie supérieure du diaphragme est explorée. Elle paraît lisse et normale aussi loin que peut aller le doigt. Sommeil régulier la nuit, décubitus dorsal. En changeant le pansement, il s'écoule du liquide et des kystes.

Le 6 état bon ; le 7 d'autres kystes s'échappent ainsi que les jours suivants. Le 22 de larges lambeaux sortent de la cavité, c'étaient sans doute des débris du kyste mère, car leur membrane la plus interne examinée au microscope montre des scolex. Le 27 deux nouveaux morceaux analogues aux précédents sont expulsés. Les deux côtés de la poitrine mesurent maintenant treize pouces et demi.

La malade s'améliora et engraissa. Elle se soigna chez elle où elle fut examinée. Son état général ne s'était plus amélioré, les seins restaient atrophiés, et la malade quoique âgé de 17 ans ne paraissait en avoir que 13. Incurvation à droite. La cavité fut de nouveau ouverte et laisse journellement s'écouler une tasse de pus jaune. Le côté gauche de la poitrine mesure maintenant quatorze pouces, le droit seulement douze pouces. La pointe du cœur est encore perçue à un demi-pouce en dehors du mamelon. Le poumon droit est à présent sonore et l'air pénètre en avant et en arrière excepté à la base et près de la région axillaire. Le foie semble normal et autant que l'on peut le supposer la malade parait à présent exempte d'hydatides.

Remarque. L'absence de toux et d'autres symptômes s'adressant au poumon de concert avec l'intégrité du foie laissent supposer que c'est un cas de kyste hydatique primitif de la plèvre, et le fait que la rupture consécutive avait occasionné l'extrême distension de toute la cavité pleurale droite sans occasionner d'inflammation purulente est démontré par l'absence de toute élévation de température et par les caractères du liquide retiré par la paracentèse.

OBSERVATION VII (IV. Thèse de Héarn, Brugnon).

Thoracentèse. — Guérison.

Il s'agit d'un homme chez lequel existaient les signes d'un épanchement considérable dans la plèvre gauche ; il y sentait des ondulations au moindre mouvement ; la succussion de la poitrine ne donnait aucun signe ; au-dessous des fausses côtes on sentait une tumeur fluctuante à la circonférence et dure au centre ; la dyspnée était extrême. Une aiguille à séton fut introduite entre la cinquième et la sixième côte ; elle fut remplacée par une sonde de gomme élastique ; il s'écoula d'abord sept livres de sérosité, l'écoulement continua pendant plusieurs jours, enfin il sortit aussi de petites hydatides globuleuses. Quinze jours après l'opération, le malade fut assez bien pour entreprendre une excursion de plusieurs milles.

OBSERVATION VIII (V. Résumé de la Thèse de Héarn).

Kyste hydatique de la plèvre droite. Empyème; Issue d'une poche hydatique volumineuse par l'ouverture thoracique. Guérison.

Mme B... entre à Bartholomew's hospital, marche 1886.

C'est une femme maigre, affaiblie, atteinte d'une toux sèche, avec chatouillement dans la gorge, fatiguée surtout la nuit. Constipation, langue sale. Depuis dix mois son état est plus grave, douleurs d'estomac après le repas.

Examen physique : Pas de matité aux poumons, rien d'anormal.

En octobre 1866, toujours les douleurs de poitrine persistent; plénitude et sensibilité à la région hépatique, foie augmenté, rate grosse. Toux fatiguante et par paroxysme la nuit : fatigue et faiblesse musculaire. Le foie augmente de volume. Respiration peu profonde du côté droit. La malade se couchait à droite dans une position demi-assise.

Le 1er décembre, frottements dans l'aisselle droite ; matité, pas d'égophonie. Le 11 décembre, on trouve tout le côté droit en avant mat à la percussion. La respiration à gauche est augmentée et comme supplémentaire. Le cœur est refoulé à gauche.

Le diagnostic est ou un kyste hydatique du foie ou un cancer généralisé au foie et au poumon.

Traitement : Le 1er avril on fit une ponction exploratrice et l'on laissa la canule à demeure. Mais à partir du 15 avril l'écoulement devint fétide, la fièvre survint avec transpirations abondantes. Le 4 mars, anesthésie de la malade et empyème. Le doigt introduit dans la cavité fait sentir une surface lisse, on conclut que le kyste s'est formé dans la plèvre, et n'était pas venu du foie.

La malade augmente de poids, son état général devient satisfaisant. La'ppétit est bon, elle se trouve bien.

OBSERVATION IX

(VI. Thèse de Hearn (Moutard-Martin) (Résumé).

Kyste hydatique de la plèvre droite. — Guérison.

C'est un jeune homme de 17 ans dont la maladie débuta par un frisson, et point de côté à droite, fièvre continue avec exaspération vespérale. Le visage est jaune, les lèvres décolorées, peau sèche, pouls 140, sueurs nocturnes. Dilatation de la poitrine, matité en avant et en arrière sur toute la hauteur, souffle et égophonie.

M. Moutard-Martin diagnostique un épanchement pleurétique. Une première ponction ne donne rien, une deuxième avec un Dieulafoy donne une vingtaine de grammes de pus. On fait l'empyème, du pus est lancé à distance par saccades. Une volumineuse membrane d'hydatide sort par la plaie, ainsi que plusieurs petites hydatides.

Des lavages abondants chaque fois chassent des kystes entiers. Le malade, soulagé beaucoup, est comme en traitement. On espère un résultat favorable. La suppuration diminue, elle est sans odeur, l'eau alcoolisée injectée dans la plèvre en ressort à peine troublée. Etat général satisfaisant.

OBSERVATION X

(Résumée du *London practice of Medecine and Surgery*, Saint-Bartholomew's hospital, by Dr Senhouse Hirkes, and Holmes Coote).

Elisabeth Spraggs, âgée de 24 ans, fut admise le 17 juillet 1850; elle se présente avec l'air anxieux, haletante, la langue sèche, pouls 128, dyspnée qui l'empêche de rester couchée, toux fréquente. La veille de son admission, elle fut prise d'une violente toux avec vomissement d'une grande quantité d'eau suivie d'un peu de sang, la toux continua et il se produisit un violent point de côté à gauche. Une application de ventouses à gauche tira un peu de sang, quelques potions furent ordonnées et trois jours après les symptômes aggravants se renouvelèrent. A l'auscultation, exagération de la respiration à droite. A gauche sous la clavicule, le murmure inspiratoire est faible et un souffle caverneux, presque amphorique et expiratoire éloigné est perçu.

Pas de modification du murmure vésiculaire, ni de la voix. En arrière, on n'entend aucunement la respiration.

On pensa à de la tuberculose et à un épanchement tuberculeux consécutif. L'état de la malade s'aggrava; du 24 au 29 l'état général restait le même. Le matin du 29 un effort pour se lever lui occasionna une crise de dyspnée presque fatale. Elle s'apaisa, mais le lendemain soir, après un autre effort semblable apparut une nouvelle crise de dyspnée, qui amena la mort.

Autopsie douze heures après la mort.

Rien d'anormal au cœur ni au péricarde, la plèvre droite est saine. En ouvrant la plèvre gauche, de l'air sortit, le poumon au premier abord semble absent. Au fond de la cavité, se trouve une membrane contenant une petite quantité de liquide trouble. Ce sac était sans doute un kyste hydatique. Le tissu crépite un peu à la pression, est d'une couleur légèrement rosée. Le foie est volumineux, tout le lobe gauche et une partie du droit, contient un large kyste en tout semblable à celui découvert dans la plèvre. Dans le liquide du kyste, flottent d'autres acéphalocystes plus petits. Rien dans les autres organes qui soit digne d'être noté.

OBSERVATION XI

(VIII. Empruntée à la thèse de Hearn, Paris 1875).

Kyste secondaire.

L'observation IV (Geoffroy et Dupuytren), kystes hydatiques des deux plèvres, ne fait mention ni d'un diagnostic ni d'un traitement. Ce n'est qu'à l'autopsie que l'existence de kystes hydatiques des deux plèvres est reconnue. C'étaient des hydatides solitaires énormes, qui remplissaient toute la cavité des kystes. Durant la vie du malade toute l'attention avait été portée sur une tumeur de l'hypocondre droit qui fut un kyste hydatique du foie.

OBSERVATION XII (Andral et Lemaire, hydatide dans la plèvre).

Kyste secondaire. — Mort par des phénomènes asphyxiques.

Une femme de 41 ans entra dans le service de M. Andral, en 1850. Elle avait éprouvé pendant dix-sept mois une gêne de la respiration et une douleur dans le côté gauche de la poitrine, qui redoublait au moindre mouvement. Elle mourut peu après avec des phénomènes d'asphyxie. On avait constaté les signes d'un vaste épanchement dans la plèvre gauche.

A l'autopsie M. Lemaitre trouva le cœur repoussé à droite, le poumon gauche refoulé en dedans et en arrière vers la colonne vertébrale et réduit au volume du poing. La cavité de la plèvre gauche est occupée par une énorme poche fluctuante, dont les parois blanches et opaques comme du blanc d'œuf coagulé, sont semblables aux parois des vésicules acéphalocystes. La surface externe de cette poche partout lisse et énucléable, est séparée de la plèvre par une matière gélatineuse jaunâtre peu consistante. Ses parois épaisses de 3 millimètres, se composent de plusieurs feuillets superposés, sa surface externe présente une multitude de petits points blancs ; à l'intérieur elle contient trois litres de liquide transparent légèrement jaunâtre, d'apparence homogène, on y trouve un grand nombre d'échinocoques. Cette poche e donc une énorme acéphalocyste développée dans la cavité même de la plèvre.

Le poumon droit était sain, le foie renfermait un kyste du volume d'un gros œuf de poule, qui contenait une hydatide solitaire avec des échinocoques.

OBSERVATION XIII (Résumé)

empruntée à l'article du Dr Viola, sur les hydatides de la cavité thoracique. *(Archives de Médecine, 1855).*

Kyste secondaire. — Guérison par la thoracentèse avec injection iodée.

Observation I. — Le nommé Constant R..., âgé de 32 ans, conducteur de bestiaux, entre à la Maison municipale de santé le 20 Novembre 1853; il est d'une taille élevée, maigre, a fait quelques excès de liqueurs alcooliques. Il y a quinze mois, il fut renversé par un taureau, qui lui fit une contusion violente sur le côté droit de la poitrine. A la suite de cet accident il fut pris d'une violente douleur et de fréquent accès de dyspnée. La voix est faible et altérée; amaigrissement et anémie sans fièvre; imminence d'asphyxie. Développement considérable et déformation insolite de la poitrine. La circonférence suivant une ligne qui passerait par les mamelons et l'épine de la 7e vertèbre dorsale, donne 83 cent., la circonférence partielle 43, la gauche 39, donc différence en plus pour le côté droit 3 cent.

La percussion donne un son mat dans tout le côté antérieur droit de la poitrine. En arrière la matité se retrouve dans toute la partie inférieure. A l'auscultation partout où il y a matité, on n'entend ni murmure respiratoire, ni souffle bronchique. Pas de vibrations, ni de résonance.

Devant ces signes on soupçonna un kyste hydatique intra-thoracique, ce qui fut confirmé par une ponction exploratrice. On pratiqua la thoracentèse, on tira 2,450 gr. de liquide, les dernières ponctions entraînèrent des débris de membranes transparentes qui furent reconnus par M. Robin de nature hydatique. On fit des injections iodées et le malade fut progressivement amené à une guérison complète.

Kystes secondaires. — Mort sans traitement.

OBSERVATION II. — Excès en tous genres ; douleur thoracique; étouffements, toux, crachements de sang ; absence de symptômes généraux. Mort ; poche hydatique de chaque côté de la poitrine, kyste hydatique dans le foie.

Les autres observations de M. Vigla, sont rapportées parmi les observations que nous avons empruntées à la thèse de Hearn.

OBSERVATION XIV (XI. Thèse de Héarn, Williams).

Kyste hydatique secondaire de la plèvre (côté gauche). — Empyème. — Ouverture spontanée du kyste dans les bronches. — Mort.

Un paysan âgé de 25 ans, entra à l'hôpital de Norfolk pour une vaste tumeur faisant saillie du côté gauche de la poitrine. A la percussion, matité à gauche dans toute l'étendue du poumon, vibrations vocales supprimées. Rien à droite. Le malade est très affaibli et amaigri. Les premiers symptômes remontent à un an, sous forme d'hémoptysies et de toux persistante et fatigante. La tumeur s'est montrée il y a environ six mois. Peu après son entrée, une large incision fut faite dans la tumeur, il s'échappa une grande quantité de pus, des hydatides flétries de différentes grandeurs et dont quelques-unes contenaient un liquide purulent. Peu après l'émission, le malade eut des envies de vomir, ces efforts produisirent une évacuation rapide de pus et de kystes hydatiques à travers l'ouverture, bientôt suivie du passage de l'air, ce qui montra qu'il existait une communication avec les bronches ; peu après, il expectora des hydatides. L'état du malade s'améliora momentanément, mais il mourut peu de temps après.

A l'autopsie, on trouva le poumon droit sain ; le poumon gauche était fortement comprimé contre les vertèbres dorsales et réduit à la dimension d'un rein. La cavité pleurale était tapissée d'une membrane pyogénique épaisse et contenait une pinte de pus fétide.

On trouva, sur la face convexe du foie qui avait contracté des adhérences avec le diaphragme, une tumeur contenant deux kystes hydatiques volumineux, mais flétris.

OBSERVATION XV

(Bulletin de la Société anatomique de Paris, 1852).

Kyste hydatique secondaire. — Thoracentèse. — Mort avec phénomènes de cyanose.

M. Caron présente une poche hydatique de la plèvre droite recueillie sur un malade de l'hôpital Sainte-Marguerite. Cet homme est entré le 18 octobre pour une affection qui remontait à 1848 et sur laquelle il ne donnait que des renseignements assez vagues. Il avait eu dans l'origine quelques vomissements de sang, de la gêne de la respiration, de la toux sans expectoration. Néanmoins, jusqu'en 1850, ses forces s'étaient bien conservées ; mais à dater de cette époque l'affaiblissement est devenu sensible, l'oppression plus considérable, et au mois de septembre dernier, le malade a été obligé de renoncer à son travail. Pendant tout ce temps-là il n'y a pas eu, à proprement parler, de maladie aiguë. Au moment de son entrée, nous avons constaté une gêne de la respiration très marquée, l'absence du murmure vésiculaire dans la partie droite et inférieure de la cavité thoracique; de la matité au même point, une respiration bronchique mais sans égophonie au niveau de la fosse sous-épineuse.

Le diagnostic a été un épanchement pleurétique. L'oppression augmente chaque jour et la matité étant déjà remontée jusqu'à la troisième côte, on se décida à la thoracentèse. Il ne sortit que quelques grammes d'un liquide transparent. A la suite de cette opération, les difficultés de la respiration deviennent plus considérables encore; l'asphyxie parait imminente. Quelques jours avant la mort, il se passa quelques phénomènes dont il faut tenir compte. Le 28, il se montra un œdème peu considérable d'abord, limité au côté droit et s'étendant à la face et aux membres. Le 29, une coloration violacée apparait à la face et à la moitié droite du tronc. Les veines jugulaires sont gonflées, un bruit de souffle très rude se fait entendre au premier temps du cœur. Le 30, exagération du même symptôme. La cyanose gagne l'épaule gauche, puis tout le reste du tronc. Le bruit de souffle persiste, la mort survient le même jour.

Autopsie. — En ouvrant la cavité thoracique, nous trouvons dans la plèvre droite, vers la partie supérieure, un litre environ d'un liquide séreux trouble. Après avoir vidé ce liquide, nous trouvons une vaste poche grosse comme la tête d'un enfant, masquant tout le lobe inférieur du poumon, refoulant le poumon à gauche, le foie et le diaphragme en bas, et contenant dans son intérieur un liquide un peu sanguinolent (ce qui provient sans doute de la thoracentèse pratiquée pendant la vie) et en outre une seconde poche incluse, à parois blanches un peu veloutées et tomenteuses à sa surface interne, présentant même en quelques points de véritables végétations et remplie par deux litres d'un liquide sanguinolent aussi. Le lobe inférieur du poumon droit, atrophié par la compression, a presque disparu; en bas, comme nous l'avons dit, le diaphragme et la face supérieure du foie devenus adhérentes, ont été fortement refoulés; la tumeur s'est pour ainsi dire creusée un nid dans l'épaisseur du foie; de telle sorte que le foie séparé offre à la face supérieure de son lobe droit une vaste excavation capable de loger la tête d'un enfant, ce qui réduit en certains points l'épaisseur du foie à quelques millimètres.

A la face inférieure du foie, on rencontre deux à trois nouvelles poches hydatiques distinctes séparées par des espèces de cloisons parenchymateuses et variant du volume d'une noix à celui d'un petit pois.

Les plus petites sont colorées en brun par la bile.

Tous les organes sont sains ; rien dans le cœur ne peut rendre raison du bruit de souffle entendu.

CHAPITRE PREMIER

DU DEGRÉ DE FRÉQUENCE OU DE RARETÉ

Le nombre relativement très restreint de nos observations comparé à celui que nous pourrions atteindre si nous recherchions toutes les observations des diverses autres affections de la plèvre, nous paraît déjà une preuve des plus évidentes de la rareté des kystes hydatiques de cette séreuse. La rareté de cette lésion avait été déjà constatée depuis longtemps par Laennec, Cruveilhier, Davaine, Trousseau, etc., et dans presque toutes les observations qui ont été publiées sur cette localisation inaccoutumée des échinocoques.

Davaine avait donc remarqué cette rareté; elle lui paraissait telle, que dans son traité, parlant des organes envahis par les hydatides, il ne fait seulement pas mention de la plèvre. « Il s'en rencontre, dit-il, dans le foie; le poumon vient en seconde ligne sous le rapport de la fréquence des hydatides; elles sont encore assez fréquentes dans la rate, les reins, l'épiploon, le cerveau; on en possède quelques exemples dans le canal rachidien, dans l'œil, dans les os, il n'est guère plus commun d'en rencontrer dans les membres, dans les parois de la poitrine et de l'abdomen. Le testicule, l'ovaire, la matrice et la mamelle en sont fort rarement atteints ». De la plèvre, il n'est seulement pas question.

Kirkes, dans la relation d'une observation de kyste de la plèvre, observé à St-Bartholomew's hospital disait aussi : « Des diverses parties du corps susceptibles de devenir le siège d'une hydatide acéphalocyste, avec son parasite particulier, l'échinocoque contenu dans son intérieur, le foie est l'organe qui est de beaucoup le plus fréquemment atteint. L'organe qui offre ensuite le plus souvent asile à ces entozoaires, par ordre de fréquence et suivant Rokitanski est le péritoine et le tissu sous-péritonéal, le tissu musculaire strié ou du cœur, le cerveau, la rate (et il y a d'ordinaire une affection semblable au foie), les reins, et quoique ici très rares, les poumons et les os. Les hydatides ont aussi été rencontrées dans des parties autres que celles énumérées ci-dessus, comme le tissu musculaire sous-cutané, le globe de l'œil et le corps thyroïde. D'après d'autres pathologistes les poumons sont plus souvent le siège d'hydatides que ne semble le dire Rokitanski. Cependant leur présence dans la cavité de la plèvre, dont Rokitanski ne fait pas seulement mention, nous paraît d'une telle rareté que nous croyons devoir rapporter le cas suivant, etc. »

Pour Trousseau cette localisation est si rare qu'il semble hésiter à admettre l'origine purement pleurale de ces kystes. Il admet que le cas de Vigla est bien primitif, mais il cherche à attribuer au foie l'origine de ces kystes, qui ne seraient devenus pleuraux que secondairement.

Si nous considérons maintenant le nombre d'observations que renferme la thèse de Hearn, sur les kystes hydatiques du poumon et de la plèvre, sur un total de 144 observations nous ne notons que 8 cas de kystes de la plèvre, et parmi ceux-ci seulement 5 primitifs. De ces derniers même, nous ne pouvons en admettre que 2, qui ont été vérifiés à l'autopsie, les trois autres ayant été suivis de guérison ne peuvent être admis que sous toute réserve.

Passons-nous maintenant à l'article récent de M. Heydenreich, sur le « traitement des kystes hydatiques de la plèvre et des organes qui l'avoisinent », ses premiers mots confirment cette rareté. « Les kystes hydatiques, dit-il, se localisent rarement dans la plèvre. Sur un total de 983 de ces kystes, Neisser n'a compté que 17 échinocoques primitifs de la plèvre et Carl Maydl, sur 16 cas de kystes de la plèvre, n'en trouve que 3 primitifs. »

Quant à nous, des observations que nous avons pu recueillir, le nombre ne serait que de 5, vérifiées par l'autopsie.

Quel nombre n'aurions-nous pas atteint si au contraire, nous avions rassemblé les observations publiées, soit de kystes du poumon, soit du foie, soit d'autres affections de la plèvre.

Un fait digne de remarque est que pas une des observations que nous avons recueillies ne rapporte un seul fait de kyste hydatique de la plèvre développé chez les enfants. Davaine avait déjà observé que les hydatides étaient presque inconnues chez les jeunes enfants.

M. H. Roger rapporte, à titre de faits exceptionnels, deux observations de M. Cruveilhier et Bodsen, relatives la première à un kyste hydatique qui s'était vidé dans l'intestin, chez un enfant de 12 ans ; la seconde à un acéphalocyste du foie trouvé sur une fillette âgée de 4 ans. Mais ces kystes ne sont pas dans la plèvre, et nous croyons, pour notre part, étant donné le petit nombre des kystes chez les enfants et la rareté de la localisation dans la plèvre qu'il n'a jusqu'ici jamais été observé de cas de kyste primitif de la plèvre chez les tous jeunes enfants.

Cette rareté est-elle répartie également dans tous les pays ? L'article de M. Heydenreich, ne semblerait-il pas montrer que nos voisins sont plus riches que nous, que les cas de kystes hydatiques de la plèvre sont plus fréquents en Allemagne qu'en France, puisque les observations seules de M. Neisser et Carl Maydl feraient déjà un total de 20 kystes primitifs de la plèvre, et les kystes secondaires atteindraient un chiffre beaucoup plus élevé. La solution nous paraît fort aisée à trouver, si nous considérons la fréquence des échinocoques dans les différents pays. Il est évident que plus cette maladie sera commune, plus grand sera le nombre de kystes localisés dans la plèvre. Or, d'après les recherches de Wirchow, les échinocoques seraient très communs à Würzburg, aussi bien qu'à Berlin.

En France, aux Etats-Unis d'Amérique, en Algérie, en Egypte, dans l'Inde les hydatides sont rares, alors qu'en Islande on estime le nombre des malades d'hydatides, par rapport au nombre des habitants bien portants, à 1 sur 43. En Australie cette maladie serait aussi fort commune.

Mais devons nous expliquer la rareté des kystes hydatiques de la plèvre par le petit nombre seul des cas d'échinocoques et ne trouvons nous pas dans le trajet qu'est obligé de suivre le germe du tœnia pour arriver à la plèvre des causes suffisantes pour expliquer la rareté de cette localisation de l'hydatide.

Nous n'avons qu'à retracer rapidement la voie que l'œuf est obligé de suivre, les filtres qu'il est obligé de traverser pour nous rendre aisément compte des nombreuses difficultés que doit parcourir cet embryon pour parvenir jusqu'à la plèvre.

Ingéré avec quelque substance alimentaire, végétale d'ordinaire et sur laquelle les œufs ont été déposés le plus souvent par un chien, avalé avec l'eau d'un cours d'eau ou d'une mare dans lesquels ces œufs auraient été entraînés par les pluies, le germe trouve dans les sucs digestifs de l'estomac un agent libérateur qui dissout la coque qui l'emprisonne; revivifié par la chaleur l'embryon s'accroche à la membrane muqueuse de l'intestin, à l'aide de ses crochets, il se fraye un passage vers les organes parenchymateux où attiré dans la veine porte il est entraîné par le courant dans le foie. Là, charrié dans cet immense labyrinthe, il est rare qu'il ne trouve pas un asile définitif. Les crochets devenus dès lors inutiles tombent, et le petit être, désormais immobile, prend la forme vésiculaire et devient une hydatide. S'il n'a pas été emprisonné dans les vaisseaux du foie, il passe dans le cœur qui le chasse dans les poumons. Nouveau réseau à parcourir offrant tout autant de chances d'arrêt que le foie lui-même. S'il ne trouve point encore là un asile propice, retombé dans la grande circulation il est lancé de rechef par le cœur dans quelque vaisseau qui lui livre sans doute d'autant moins passage, que son calibre est plus petit. Ce serait donc par ce trajet très sinueux, après avoir traversé le lacis sanguin du foie et du poumon que l'embryon serait porté par hasard dans la plèvre.

Cette hypothèse généralement admise, est sans doute l'itinéraire que doit suivre le germe dans certains cas, mais alors pourquoi, s'il en était ainsi, les cas de kystes hydatiques ne seraient-ils pas aussi fréquents dans le côté gauche que dans le droit, pourquoi cette préférence de l'échinocoque pour la plèvre droite?

Nous ne voyons une raison majeure à cette localisation que si nous admettons un autre mécanisme, un autre trajet que suivrait l'embryon, son passage direct du foie dans la séreuse.

Pourquoi ces germes si ténus, si frêles qui peuvent passer entre les cellules endothéliales du revêtement intestinal qui, saisies parfois par les leucocytes, sont déversés dans les canaux lymphatiques, au sein desquels ils cheminent pour tomber dans les grands canaux qui les conduiront au foie, pourquoi ces germes ne passeraient-ils pas à travers les lacunes lymphatiques qui font si largement communiquer la cavité abdominale et la cavité thoracique. Portés vers la périphérie du foie, ils traversent la capsule de Glisson, et là, trouvant l'embouchure d'un canalicule lymphatique, ils s'y engagent, arrivent dans la plèvre et s'y fixent. Cette hypothèse, qui nous paraît fort simple et que nous considérons comme vraie nous expliquerait alors par la disposition purement anatomique ou les rapports du foie la prédominance des kystes hydatiques dans la plèvre droite. Accolé au diaphragme qui seul le sépare de la plèvre, le foie est en connexion par sa face supérieure avec toute la base de la plèvre droite qui le coiffe. Presque entièrement dans l'hypocondre droite, il n'offre guère que l'extrémité de son lobe gauche qui puisse avoir quelques rapports indirects avec la plèvre gauche; le péricarde, les gros vaisseaux, l'estomac l'en éloignent. Les routes ouvertes aux embryons sont dès lors d'autant moins nombreuses que les surfaces en rapport seront moindres, qu'il y aura moins de bouches lymphatiques pour leur permettre l'accès de la séreuse.

Ainsi s'explique aisément cette prédominance des kystes hydatiques à droite, prédominance qui n'aurait pas de raison d'être si l'embryon pénétrait dans les plèvres par la voie des vaisseaux sanguins.

CHAPITRE II

DU DIAGNOSTIC

Dans notre étude, un autre point qui ne nous a pas moins intéresssé que la rareté des kystes de la plèvre, c'est la difficulté que nous a paru présenter le diagnostic. Dans la majeure partie des observations que nous avons rassemblées ici, le diagnostic n'a point été fait, et l'intervention a presque toujours été appelée par le diagnostic d'épanchement pleurétique soit de pleurésie simple, soit de pleurésie purulente. Ce n'est que très rarement que l'intervention a été pratiquée dans le but même de combattre un kyste hydatique; tel dans l'observation de Vigla et une observation de la thèse de Hearn où le diagnostic de kyste hydatide est hésitant entre un cancer du poumon et du foie ou une hydatide du foie. Si l'hydatide était fortement soupçonnée, encore ne pensait-on guère à un kyste de la plèvre. Dans d'autres cas, et ce ne sont certes pas les plus rares, ce n'est qu'au moment même de l'empyème ou sur la table de l'amphithéâtre que la nature et la localisation du kyste ont été reconnues.

Trousseau, dans ses cliniques, ne fait-il pas déjà entrevoir toute la difficulté que présente le diagnostic de ces hydatides pleurales. Le diagnostic du siège précis des kystes hydatiques intra-pleuraux, dit-il, est d'autant plus difficile que les tumeurs hydatiques de la surface convexe du foie peuvent en imposer, soit qu'elles envahissent la poitrine en refoulant le diaphragme sans le perforer, soit qu'elles s'ouvrent un passage sans se rompre à travers les fibres dilatées et usées du muscle.

L'aveu de Gallard à propos d'un cas d'hydatide de la plèvre droite n'atteste pas moins cette difficulté. Le diagnostic de l'hydatide de la plèvre, dit-il, a-t-il jamais été porté pendant la vie? Je dois reconnaître pour ma part qu'il ne s'était pas présenté à mon esprit, et qu'après avoir pendant de longs mois inscrit sur mon diagnostic : pleurésie chronique avec épanchement, j'en étais venu à me demander pendant les dernières semaines s'il ne s'agissait pas d'une tumeur solide plutôt que d'une tumeur liquide.

N'est-il donc pas de symptômes qui permettent de diagnostiquer l'existence d'un kyste hydatique de la plèvre, qui soient propres à cette tumeur et la différencient nettement des tumeurs des organes avoisinants?

N'en est-il pas parmi eux qui puissent nous faire reconnaître le caractère primitif des kystes dans la plèvre?

Pour arriver à une solution affirmative ou négative, la seule route que nous ayons à suivre nous paraît être l'examen successif des différents symptômes des kystes pleuraux. S'ils paraissent, il est vrai, au premier abord communs aux hydatides et à d'autres lésions de la plèvre ou des organes environnants, ils n'en présentent pas moins des nuances qui appartiennent en propre, d'une part, aux hydatides en général et, d'autre part, aux hydatides de la plèvre, du moins pour la majeure partie. Nous nous arrêterons peu sur les points communs, et tâcherons surtout de faire ressortir le côté propre au kyste hydatique. Disons tout d'abord que ce n'est guère qu'avec les épanchements pleuraux récents ou anciens, la tuberculose, le cancer du poumon, le kyste hydatique du poumon et du foie, l'abcès du foie, que le kyste pleural puisse offrir des signes communs et le diagnostic quelque difficulté. Ce n'est pas à dire que certaines autres affections n'aient pas des signes qu'elles partagent avec les lésions que nous avons énumérées, mais elles ont alors des caractères si particuliers, qu'ils ne laissent au diagnostic aucune hésitation. Pour cette tâche nous allons suivre la marche habituelle à l'étude de la symptomatologie des lésions pleuro-pulmonaires.

SIGNES RATIONNELS

Ce sont principalement la douleur, la dyspnée, la toux qui n'ont certes pas une valeur identique.

La douleur tout d'abord pourrait faire croire à un épanchement pleurétique. Elle est aiguë, pongitive, mais de courte durée dans la pleurésie, tandis que dans les kystes hydatiques, arrivés à un développement suffisant pour occasionner un état pathologique, cette douleur, résultat de la compression due au volume du kyste (Tessier) est tenace persistante, et n'entraine que rarement des phénomènes fébriles. C'est ce qui a eu lieu chez notre malade, et dans la majeure partie des observations que nous avons rapportées. Elle est fixe, croissante et occasionne plutôt au malade un sentiment de pesanteur qui lui est pénible. Mais il en est malheureusement de même dans le kyste pulmonaire. Dans le cancer pulmonaire la douleur est plus vive et s'accompagne d'élancements.

La toux n'est pas un indice beaucoup plus certain. La toux sèche, d'origine réflexe existe dans la pleurésie, le kyste pulmonaire. le kyste du foie avec compression pulmonaire, avec les mêmes caractères.

Il en est autrement lorsqu'elle est suivie d'expectoration : Dans le cancer, les crachats sont formés de mucosités adhérentes d'apparence translucide, colorés en rouge par du sang, ce qui les a fait comparer à de la gelée de groseille. On y rencontre des particules cancéreuses qui les distinguent des crachats tuberculeux.

Dans la tuberculose, les hémoptysies sont plus fréquentes, précoces; on peut y découvrir le bacille pathogène. Les crachats sont caractéristiques, les hémoptysies fréquentes dans le kyste pulmonaire, mais sont tardives, elles sont rares dans les kystes pleuraux ; nous les trouvons rarement signalées dans les observations. La concomittance de la tuberculose et du kyste pleural pourrait obscurcir le diagnostic, mais, toujours d'après les cas de kystes pleuraux que nous rapportons, nous pouvons la considérer comme très rare. L'expectoration due à l'hydatide pleurale ne contient le plus habituellement que des crachats de catarrhe ou de congestion dus à la compression.

S'il survenait parmi cette expectoration le rejet de petites vésicules, une vomique avec membranes, le diagnostic de l'hydatide serait beaucoup plus clair, mais le kyste serait-il pleural ou pulmonaire? Nous n'en avons aucun exemple dans nos observations, tandis qu'Hearn en cite de nombreux cas dans les kystes pulmonaires relatés dans sa thèse ; il l'aurait même observée, dit-il, dans la moitié des cas.

La dyspnée offre trop de caractères communs pour offrir quelque valeur diagnostique, surtout pour différencier le kyste pleural du kyste pulmonaire ; dans l'un et l'autre cas elle est due à la compression du parenchyme pulmonaire, la diminution de la surface respiratoire ; elle est en raison directe du volume du kyste; les caractères sont les mêmes dans l'épanchement pleurétique.

L'état général est d'ordinaire relativement bon dans les kystes hydatiques, la déchéance organique est lente ; il contraste avec la douleur, la dyspnée et la durée de la maladie. Mais n'en est-il pas parfois de même dans les pleurésies chroniques, ou dans des kystes pulmonaires? Le kyste pleural est toutefois mieux toléré. Le décubitus n'a aucune valeur spéciale.

SIGNES PHYSIQUES

La voussure thoracique est commune à la pleurésie, au kyste pleural ou pulmonaire, au kyste du foie, à l'abcès du foie, mais elle y acquiert des degrés et une topographie bien différente, Dans le cancer cette voussure rare, est d'ordinaire insignifiante et est le plus souvent due à une pleurésie secondaire.

Eliminons ensuite l'abcès du foie qui ne déforme le thorax que lorsqu'il atteint de grandes dimensions, mais qui alors est accompagné de frissons, fièvre avec type intermittent hépatique (Laveran-Teissier) et qui de plus est rare dans nos climats.

Le kyste du foie provoque une voussure thoracique moindre, beaucoup plus limitée à la base à cause, sans doute, du jeu plus facile des dernières côtes, qui déjétées en dehors tendent à la position horizontale.

Les épanchements pleurétiques produisent aussi l'élargissement de la poitrine ; ils donnent lieu à la voussure soit d'un côté, soit d'une région, elle reste limitée, mais jamais les limites ne sont aussi nettes que dans les kystes (Vigla). La voussure est très rarement aussi prononcée que dans les cas d'hydatides, tandis que dans les kystes du poumon et de la plèvre, cette déformation peut être considérable, de plus elle est partielle. Trousseau en fait ressortir toute l'importance: C'est, dit-il, un signe diagnostic de la plus grande valeur, et qui à lui seul pourra vous autoriser à tenter la ponction exploratrice.

C'est sur ce signe que Vigla s'était surtout appuyé pour baser son diagnostic. Il fallait, dit-il, pour effectuer une dilatation partielle si considérable, le développement d'un produit morbide, liquide ou solide. Un cancer et surtout un kyste hydatique paraissaient seuls réunir de semblables conditions. La distribution était dans son cas si irrégulière qu'elle ne paraissait pouvoir se concilier qu'avec un produit organisé. La tumeur respectait le premier espace intercostal, les trois quarts postérieurs et supérieurs du côté droit pour aller envahir une partie du coté gauche. Pareille disposition ne peut appartenir qu'à un kyste hydatique, mais, le kyste est-il alors pleural ou pulmonaire, ce signe ne nous l'indique malheureusement pas.

Les vibrations vocales, la matité sont communes à trop d'affections pour avoir quelque valeur diagnostique. La matité est cependant plus localisée dans les kystes que dans les épanchements pleuraux : dans ceux-ci la matité est d'ordinaire plus élevée en arrière, et décrit une parabole à convexité supérieure, tandis que dans les kystes elle peut présenter toutes sortes de directions, tel dans le cas de Vigla. Les signes stéthoscopiques n'ont pas de valeur réelle, ils sont à peu près communs à la pleurésie ; les kystes pleuraux ou pulmonaires, varient trop avec les différents cas pour nous offrir quelque base de diagnostic, d'autant plus que quelquefois le kyste est accompagné d'un épanchement pleurétique secondaire.

D'après Hearn, nous trouverions cependant dans l'égophonie, après élimination de la pleurésie, un adjuvant très utile au diagnostic entre les kystes pleuraux et pulmonaires; elle manquerait absolument dans ces derniers.

L'éruption cutanée, mise en doute par ces auteurs, n'a jamais été signalée dans nos observations; il en est de même du frémissement hydatique, qui ne peut que difficilement être perçu à travers la cage rigide du thorax, et qui, du reste, ne saurait nous mettre en garde contre l'erreur de kyste pulmonaire ou pleural.

L'expectoration d'hydatides, ainsi que nous l'avons déjà dit, prêche beaucoup en faveur du kyste pulmonaire; en tout cas, elle dénote nettement la nature de la tumeur.

Le déplacement de la matité, étudié naguère dans la thèse du docteur Blanc, nous paraîtrait être grandement en faveur d'un épanchement pleurétique et devra être soigneusement recherché. Nous ne parlerons pas d'une pleurésie de longue date, que des adhérences auraient limitée et qui d'ordinaire est peu conséquente, mais de l'épanchement rapide et volumineux. Fréquemment, l'on peut constater un déplacement assez sensible de la matité; tandis que dans un kyste nettement délimité par sa poche enkystante, retenu par des brides fibreuses d'origine irritative, aisées à se produire à cause de la lenteur de croissance de l'hydatide, quelque position que l'on donne au malade, les limites de la sonorité thoracique restent les mêmes. Dans notre observation, le déplacement était nul. Nous rattacherions aux mêmes causes, de compression du liquide dans une poche résistante et fixée, l'absence de sensation de flot, sensation fréquemment sentie dans les pleurésies vulgaires.

Mais encore ici, si ces signes séparent plus ou moins nettement la pleurésie du kyste, ils ne sont d'aucun secours pour différencier l'hydatide pleurale de l'hydatide pulmonaire.

Quant à l'abaissement du foie, des observations que nous avons recueillies, les unes plaident en sa faveur, d'autres lui sont contraires, non pas qu'il ne soit pas fréquent dans les kystes de la plèvre, mais quand il s'agit de savoir s'il est plus prononcé dans les kystes pleuro-pulmonaires que dans les kystes du foie lui-même. Nous pencherions plutôt pour attribuer les abaissements prononcés à des kystes hydatiques du foie, surtout à ceux de la face convexe. Le kyste de la plèvre a pour se développer une cavité virtuelle, il est vrai, mais qui n'en existe pas moins ; il n'a à lutter que contre la force d'expansion des efforts inspiratoires aisément surmontables. Il n'a en faveur de l'abaissement du foie que son propre poids, controbalancé plus ou moins par la résistance du diaphragme. Tandis que le kyste du foie saisi entre le diaphragme, mûr résistant et le foie, n'a pour abaisser la glande hépatique qu'à vaincre la résistance que lui opposent les ligaments suspenseurs. Le foie repousse il est vrai dans ce mécanisme la masse intestinale, mais la compressibilité de celle-ci est assez grande pour que sa résistance soit considérée comme nulle. Nous croyons que la résistance qu'opposent les ligaments suspenseurs est inférieure à celle qu'oppose le muscle diaphragme et que dès lors l'extension a plus de tendance à se faire vers la cavité abdominale, où l'attire en outre son propre poids que vers la cavité thoracique.

Enfin il nous reste un moyen de diagnostic d'une assez grande valeur, nous voulons parler de la ponction capillaire faite avec la seringue de Pravaz et toutes les précautions antiseptiques nécessaires. Elle ne nous indiquera pas, à elle seule, le lieu précis où se sera développé l'hydatide; mais elle permettra au moins de connaître la nature de la tumeur, si non toujours, du moins dans bien des cas. Le liquide pourrait appartenir à un épanchement pleurétique, mais il n'aurait pas dans ce cas l'aspect clair et transparent du liquide de l'hydatide. Celui-ci, parfois opalin, est neutre, légèrement alcalin, d'une densité faible variant de 1009 à 1015, riche en chlorure de sodium et absolument privé d'albumine, contenant parfois des crochets ou des débris de membranes qui, au microscope, dévoilent nettement la nature de la tumeur.

Si le liquide est devenu trouble, il contient une certaine accumulation de matériaux solides, débris d'échinocoques et d'hydatides, des crochets, des cristaux de cholestérine. De tous ces signes, celui qui a une réelle valeur, c'est la présence de débris de membranes, d'échinocoques et de crochets qui, appartenant à un être spécial, n'ont pas leur raison d'être dans la pleurésie.

En résumé, les signes qui nous permettent de distinguer le kyste hydatique de la plèvre de la pleurésie sont : les caractères de la douleur, l'expectoration d'hydatides, si elle a lieu, la déformation thoracique plus limitée et plus capricieuse; la matité du kyste a des limites nettes, le déplacement de la matité et la sensation de flot sont absents dans l'hydatide; enfin la nature du liquide avec ses crochets ou ses débris de membranes.

Dans les kystes du foie, le point maximum de la douleur est plus abaissé. La toux rare; la dyspnée n'a lieu qu'avec des kystes volumineux, la voussure thoracique est à la base de la poitrine, les côtes tendent vers la position horizontale; la matité ne remonte que rarement au-dessus des limites normales supérieures du foie, qui est plus souvent et plus fortement abaissé que dans l'hydatide pleuro-pulmonaire.

Le cancer du poumon est plutôt une affection de la vieillesse, la douleur est plus vive, avec élancements, la cachexie est rapide, la transmission des vibrations vocales exagérées, etc.

L'anévrysme de l'aorte, les tumeurs des médiastins ont des caractères particuliers et propres qui les différencient nettement, sur lesquels nous n'insisterons pas.

Mais où la difficulté devient réelle c'est de savoir, connaissant la nature de la tumeur, sa situation extra thoracique, si le kyste appartient à la plèvre ou au poumon.

Dans les kystes pulmonaires, la toux, l'expectoration sont plus fréquentes, mais elles peuvent exister dans l'hydatide de la plèvre. L'hémoptysie est en faveur du kyste pulmonaire, de même l'expectoration, mais ce peuvent être des signes communs. L'égophonie, fréquente dans les kystes pleuraux, est toujours absente dans les kystes pulmonaires, manque aussi parfois dans l'hydatide pleurale. Nous ne croyons pas que l'on puisse porter un diagnostic certain, la localisation sera toujours très hypothétique. La difficulté nous paraît encore plus grande lorsqu'il s'agit de savoir si le kyste est primitif ou secondaire. L'absence complète d'autres tumeurs dans les autres organes pourrait faire croire à un kyste primitif. Mais combien de fois ne voit-on pas des hydatides, très petites, rester dans cet état stationnaire sans donner naissance à aucun phénomène qui dévoilât leur présence et qui passent inaperçues pendant la vie et sont pures découvertes d'autopsie. Ce fait, signalé plusieurs fois dans les observations que nous avons rassemblées est fréquent et doit nous tenir en garde contre une erreur trop possible.

CHAPITRE III

DE LA GRAVITÉ DU PRONOSTIC

Avant d'aborder l'étude du traitement, rappelons que le pronostic des kystes hydatiques de la plèvre est excessivement grave. La tumeur n'emprunte pas son caractère de malignité à sa nature même, mais aux troubles qu'elle occasionne par son développement dans cet organe essentiel et surtout dans le poumon.

Ces kystes sont de beaucoup plus graves que les hydatides pulmonaires; d'après Noisset sur 31 cas dans lesquels l'intervention chirurgicale n'a pas eu lieu, les 31 malades ont succombé; tantôt la plèvre avait été envahie primitivement, tantôt le kyste était venu s'y déverser, soit du foie, soit du poumon. Alors que la moitié seulement des sujets atteints d'échinocoques du poumon succombent dans tous les cas connus d'échinocoques primitifs ou secondaires de la plèvre, la mort a été la conséquence de la maladie abandonnée à elle-même (Heydenreich).

Ne peut-on pas trouver une raison de cette gravité dans la rareté de l'expulsion de l'hydatide pleurale par les bronches ? Cette ressource de la nature est cependant d'un précieux secours, puisque sur 144 cas d'hydatides pulmonaires rapportés par Héarn, la guérison a été due 45 fois à l'expectoration des hydatides.

Devant la gravité de ce pronostic, quelle conduite doit-on tenir ? Opérer le plus tôt possible, avant que le malade n'ait été atteint d'une cachexie trop avancée, que le kyste n'ait commis des ravages irrémédiables dans l'organe qu'il occupe, nous paraît le meilleur. Mais chez des sujets âgés, débilités, dont l'organisme est profondément altéré, nous croyons plus sage de s'abstenir de toute intervention chirurgicale, du moins dans bien des cas.

CHAPITRE IV

DU TRAITEMENT

Deux moyens thérapeutiques se trouvent en présence.

Le traitement médical insuffisant et impuissant que nous ne ferons que mentionner et le traitement chirurgical qui seul a donné quelques succès, soit par la ponction, soit par l'empyème.

Les agents auxquels on a recours pour le traitement médical sont d'abord le mercure, à cause de ses propriétés antiseptiques et parasiticides, mais poussé même jusqu'à la salivation il n'a donné aucun résultat.

Le chlorure de sodium a été conseillé par Laennec, mais n'a aucune valeur réelle. Vient ensuite l'iodure de potassium préconisé par les médecins anglais, dont l'efficacité n'est pas supérieure à celle du chlorure de sodium.

Le Dr Hjaltelin, médecin irlandais, devrait quelques cas de guérison au Kamala.

Tous ces agents thérapeutiques sont abandonnés aujourd'hui avec juste raison.

On a préconisé aussi des agents physiques : l'électricité et le froid. Outre leur valeur très douteuse, ce dernier n'est pas applicable aux hydatides pleuraux. Son emploi trop prolongé pourrait avoir de graves inconvénients pour des organes aussi sensibles que le poumon et la plèvre.

TRAITEMENT CHIRURGICAL

Ce traitement comprend deux méthodes : 1° La ponction simple ou suivie d'une injection médicamenteuse ; 2° L'incision avec ou sans résection costale.

Toutes deux ont pour but l'évacuation du liquide kystique ; l'une et l'autre ont des succès et des revers.

On a reproché à la ponction qui, pour arriver au kyste, traverse une grande séreuse, fût-elle faite avec un trocart capillaire, d'occasionner des accidents graves, mortels même. Elle peut, dit-on, provoquer une expectoration albumineuse, des convulsions, des attaques éclamptiques ou épileptiformes, des paralysies, de l'hémichorée. Ce pronostic nous paraît de beaucoup exagéré et ces accidents sont rares en comparaison de la fréquence excessive des ponctions exploratrices.

Dans les contrées où l'on observe très communément les échinocoques, la ponction est la pratique la plus habituelle.

Le Dr Hjaltelin affirme que par cette méthode, en Islande plus de 100 opérations par an ont été suivies de succès. Bind affirme que le danger de cette opération est presque nul. De ces nombreux cas opérés par la ponction, il est vrai, beaucoup étaient des hydatides du foie, mais n'y a t-il pas là aussi une séreuse à traverser ; une grande partie aussi étaient des hystes pulmonaires et par conséquent la plaie était forcément perforée.

La lésion de la séreuse par la ponction ne nous paraît donc pas une raison suffisante pour rejeter cette intervention, et si Carl Mayde lui est hostile, il faut reconnaître que des cas de mort qu'il signale, les uns sont dus à des complications antérieures à la ponction, d'autres à une suppuration par défaut d'antisepsie, causes qui ne dépendent nullement de cette opération en elle-même.

On a incriminé aussi la perforation du poumon dans les kystes hydatiques de la plaie, cette blessure est moins à craindre, le kyste se trouvant toujours interposé entre la paroi et le parenchyme pulmonaire.

Pour nous, le véritable danger serait la brusque décompression du poumon et la congestion consécutive qui entraînerait le plus souvent la mort du malade, soit par la pneumonie consécutive successive, soit par la sécrétion bronchique albumineuse et l'asphyxie.

C'est ainsi que chez notre malade de la salle Montazet nous avons vu des phénomènes de congestion pulmonaire survenir brusquement surtout du côté opéré.

D'après notre statistique l'on devrait à la ponction simple 2 cas de guérison sur 3, à l'empyème, 3 morts, 3 guérisons. Devant un résultat si peu satisfaisant, nous nous sommes demandé quelle conduite nous suivrions à l'avenir en pareille occurrence.

Nous adopterions volontiers l'opinion que nous avons entendu émettre par notre sympathique maître, M. le Professeur Teissier, dans ses cliniques au lit de la malade.

Elle consisterait, devant les symptômes probables d'une collection kystique intra-pleurale, en une première fonction exploratrice pratiquée suivant les règles de la plus rigoureuse antisepsie. Le liquide retiré permettrait de savoir si l'on a affaire réellement à un kyste hydatique ou à une hydatide simple ou suppurée.

Dans le cas de liquide clair, à limpidité caractéristique d'eau de roche, notre maître conseillait de pratiquer une ponction aspiratrice avec l'appareil aspirateur Potain, suivie de l'injection d'une solution antiseptique de bichlorure de mercure 1/1000. Dans le cas d'hydatide petite, peu volumineuse, n'ayant, par conséquent, pas amené une compression et une rétraction trop grande du poumon, la ponction aspiratrice devrait être aussi complète que possible; dans le cas contraire, la ponction ne serait que partielle, maintenant toujours une certaine compression du parenchyme pulmonaire, mesurée au moyen du manomètre adapté à l'appareil Potain.

En présence d'un kyste hydatique suppuré, où l'évacuation du pus est nécessaire le plus tôt possible, le traitement varierait suivant le cas. Aurait-on affaire à un kyste de petit volume? l'empyème pourrait être pratiqué; mais, devant un vaste épanchement, alors que les phénomènes de décompression brusque redoutables sont à éviter, il faudrait au liquide purulent substituer un corps qui maintienne la pression à laquelle le poumon était soumis. Cette pression serait alors pour notre maître obtenue au moyen d'une injection intra-pleurale d'air aseptique suivant le procédé, et avec l'appareil que M. Potain a employé dans des cas de pneumothorax.

Cet appareil, d'après la description de M. Potain lui-même, consiste en deux flacons à deux tubulures de 2 litres environ. Chacun de ces flacons est muni d'un tube en verre qui plonge jusqu'au voisinage du fond, et les deux tubes sont réunis par un long tube de caoutchouc qui permet de faire passer le liquide de l'un dans l'autre par le mécanisme du syphon, suivant qu'on les met à des niveaux différents. L'un des deux flacons a, à sa seconde tubulure, un tube ne plongeant pas, et celui-ci se continue par un long et mince tube de caoutchouc que termine une aiguille creuse analogue à celle de la seringue de Pravaz ou de l'aspirateur de Dieulafoy. Le flacon destiné à contenir l'air stérilisé est rempli d'une solution phéniquée forte. On a grand soin d'en expulser jusqu'aux moindres bulles d'air. Le liquide remplit en outre le tube destiné à faire syphon et s'élève dans l'autre flacon seulement assez pour faire plonger le tube. Il remplit aussi le petit tube de caoutchouc et l'aiguille qui le termine jusqu'à son extrémité. Enfin, on applique sur ce dernier tube un petit compresseur à vis qui permet d'y arrêter et d'y régler à volonté le courant. Cela fait, on bourre de ouate un tube de verre de 10 centimètres environ de longueur et de 2 centimètres de diamètre aminci par un bout, et qui est fermé à l'autre extrémité avec un bouchon de liège. Le tube ainsi préparé est plongé dans une étuve à 200° pendant deux heures, et ainsi absolument stérilisé. Au moment où on le retire de l'étuve après refroidissement, on enfonce à travers le bouchon l'aiguille de l'appareil très soigneusement nettoyée et stérilisée jusque dans la cavité du tube contenant la ouate. Enfin celui-ci, par excès de précaution, est mis en rapport par son autre extrémité avec un appareil de Liébig contenant la solution phéniquée.

Tout étant ainsi disposé, il suffit d'abaisser le flacon vide et de relâcher le compresseur pour que l'air se précipite dans le flacon plein, après avoir traversé les boules de Liébig d'abord et la ouate ensuite, sans qu'aucune parcelle de l'air pénétrant ainsi put échapper à l'influence stérilisante. La peau ayant été au préalable soigneusement nettoyée, l'aiguille est extraite du bouchon dans lequel elle est demeurée fichée et est immédiatement enfoncée dans l'espace intercostal. La ponction est faite ensuite comme à l'ordinaire avec un trocart de l'appareil aspirateur, dans un espace voisin. La pression intra-pleurale est estimée à l'aide du petit manomètre métallique habituellement adapté à l'appareil aspirateur.

A mesure que le liquide s'écoule, on laisse pénétrer l'air

en réglant sa vitesse à l'aide du compresseur à vis, de façon que les deux écoulements aient sensiblement la même rapidité. On en peut juger aisément en comparant sur la graduation des flacons aspirateurs et injecteurs la marche du liquide.

Les aiguilles extraites, les piqûres sont recouvertes de collodion, et le malade laissé au repos. Si le liquide se reproduit on répète de nouveau l'opération en temps jugé nécessaire.

Ce procédé peut très bien s'appliquer aux cas d'épanchement purulent, puisque, d'après M. Potain, dans un cas de pneumothorax un liquide devenu purulent avait pu se trouver enfermé avec de l'air dans la cavité pleurale pendant 246 jours sans avoir subi la moindre décomposition.

Des conclusions de l'article de M. Potain et pouvant s'appliquer aux kystes hydatiques, nous retirons que :

1° L'évacuation peut être totale, sans avoir à craindre des phénomènes de décompression brusque, en substituant de l'air stérilisé au liquide;

2° L'air doit être stérilisé, et ne provoque alors aucune altération des liquides intra-pleuraux ;

3° Cette pratique supprime les dangers qui résultent de la présence d'une grande quantité de liquide dans la plèvre ;

4° Elle permet d'éviter les inconvénients sérieux parfois des ponctions fréquemment renouvelées et ménage au poumon la possibilité d'une distension lente et progressive.

CONCLUSIONS

1° La localisation des kystes hydatiques de la plèvre, par rapport à la fréquence de l'hydatide dans d'autres organes, est très rare, surtout comme kyste primitif;

2° Le diagnostic très délicat ne peut être que difficilement établi;

La localisation primitive de l'hydatide dans la plèvre ne peut être que soupçonnée;

Le diagnostic ne peut être fait qu'après une ponction exploratrice;

3° Le pronostic est des plus graves;

4° Le traitement médical inefficace doit être rejeté;

La ponction et l'empyème offrent des succès et des échecs.

La ponction simple nous donnerait d'après notre statistique deux succès sur trois cas. L'empyème trois succès et trois insuccès.

Devant ces résultats de l'opération de l'empyème, moins favorables qu'on pourrait le supposer de prime abord, nous serions disposé, au cas où nous serions appelé à intervenir en pareille circonstance, à procéder de la façon suivante : d'abord la ponction simple, qui peut, comme on l'a vu plus haut, donner des succès (traitement classique en Islande).

Au cas de récidive avec processus purulent de l'épanchement, ponction avec injection antiseptique dans la plèvre.

Et si la cavité est volumineuse, que l'on redoute des phénomènes de congestion pulmonaire intense par le fait de décompression, après l'évacuation du liquide contenu, nous pensons qu'il serait utile alors de tenter l'opération de Potain.

INDEX BIBLIOGRAPHIQUE

DAVAINE. — *Traité des Entozoaires.*

HEARN. — *Kystes hydatiques du poumon et de la plèvre.* Thèse 1875, Paris.

H. ROGER. — Quelques considérations sur le diagnostic et le traitement des hydatides du poumon et de la plèvre chez les enfants.

GALLARD. — *Société médicale des Hôpitaux.* Kystes hydatiques de la plèvre droite.

LECLERC ET TILLIER. — *Lyon Médical*, 1880. Kystes hydatiques de la plèvre. Pyopneumothorax secondaire, traité par des injections de liquides antiseptiques dans la cavité pleurale. Accidents nerveux consécutifs au traitement.

CARON. — *Bulletin, Société anatomique de Paris.*

LAVERAN ET TEISSIER. — *Pathologie Médicale.* Kystes hydatiques de la plèvre, II.

GROOM. — *Lancet*, London, 1884.

HEYDENREICH. — *Semaine Médicale.* Du traitement des kystes hydatiques de la plèvre et de organes qui l'avoisinent. Novembre 1891.

KIRKES AND HOLMER COOTE. — *Médical Times*, London, 1851. Hydatic cyst in The pleivra.

VIGLA. — *Archives de Médecine*, 1855.

TROUSSEAU. *Cliniques de l'Hôtel-Dieu*, tome I.

POTAIN. — Des injections intra-pleurales d'air stérilisé dans le traitement des épanchements pleuraux consécutifs au pneumothorax. *Bulletin d'Académie de Médecine*, 1888.

8415 — Imprimerie L. DELAROCHE ET Cie, place de la Charité, 10, Lyon.

178

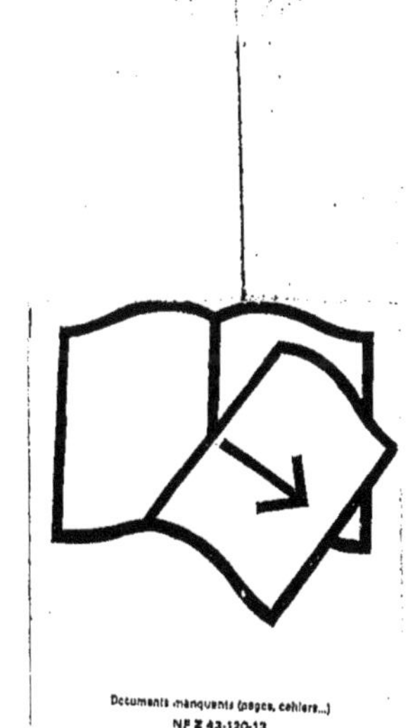
Documents manquants (pages, cahiers...)
NF Z 43-120-13

www.ingramcontent.com/pod-product-compliance
Ingram Content Group UK Ltd.
Pitfield, Milton Keynes, MK11 3LW, UK
UKHW020209200726
13856UKWH00004B/1275

9 782011 944849